RÉSECTION PRÉCOCE

DE LA DYAPHYSE HUMÉRALE

POUR PANOSTÉOMYÉLITE

PAR

LE Dr L. LANCIAL,

Ancien Interne des hôpitaux.
Chef de Clinique à l'hôpital de la Charité.
Membre de la Société anatomo-clinique
et de la Société des Sciences médicales de Lille.

LILLE,

AU BUREAU DU *JOURNAL DES SCIENCES MÉDICALES*,

56, RUE DU PORT.

—

1891.

PRINCIPAUX TRAVAUX DU MÊME AUTEUR :

Hernie crurale étranglée chez une femme de 85 ans ; kélotomie, guérison, in *Journal des Sciences Médicales de Lille*, 1886.

Cancer latent de l'estomac, cholémie, mort, autopsie, *Ibid.*, 1887.

Emphysème pulmonaire avec cœur dégénéré et forcé. *Ibid.*, 1887.

Mémoire sur le traitement de l'obstruction intestinale par le lavage de l'estomac, in *Bulletin de la Société anatomo-clinique de Lille*, 1887.

Epithélioma des glandes sudoripares de la région dorsale, in *France Médicale*, 1888.

De la thrombose des sinus de la dure-mère. — Thèse Doctorat. — Mention de la Faculté de Paris. — G. Steinheil, éditeur, Paris, 1888.

Notes et observations cliniques. *Lille*, 1889.

Péritonite sus-ombilicale consécutive à une gastrite exulcéreuse, mort, autopsie, in *Journal des Sciences Médicales de Lille*, 1890.

Trois variétés de tumeurs du maxillaire supérieur, *Ibid.*, 1890.

Hernie épigastrique étranglée, *Ibid.*. 1890.

Traitement chirurgical des phlébites et des thromboses des sinus de la dure-mère, — *Communication au Congrès international de Berlin* ; in *Revue chirurgicale*, 1890.

Kyste séreux du mésentère ; extirpation et guérison (en collaboration avec M. le professeur Duret), in *Journal des Sciences Médicales de Lille*, 1891.

RÉSECTION PRÉCOCE

DE LA DYAPHYSE HUMÉRALE

POUR PANOSTÉOMYÉLITE

PAR

LE D' L. LANCIAL,

Ancien Interne des hôpitaux.
Chef de Clinique à l'hôpital de la Charité.
Membre de la Société anatomo-clinique
et de la Société des Sciences médicales de Lille.

Depuis quelques années, le traitement opératoire de l'ostéo-myélite aiguë semble bien tracé. Suivant les cas, suivant la période de l'affection, suivant l'acuité plus ou moins prononcée qu'elle revêt, suivant l'étendue des lésions, les chirurgiens ont recours à l'incision du périoste, à la trépanation, à l'évidement, à l'amputation, ou enfin à la résection ou ablation de l'os malade.

L'incision périostée, qui suffit quelquefois dans les ostéo-myélites encore peu accentuées, n'est, dans bien des cas, que le premier temps opératoire d'une intervention plus énergique et plus compliquée : débridement des abcès profonds, elle ne peut qu'évacuer les collections périosseuses, sans modifier le foyer inflammatoire. Aussi est-ce à la trépanation de la région bulbeuse et de la diaphyse qu'il faut donner la préférence, comme le conseille Lannelongue : seule, elle peut, en atteignant sûrement le canal médullaire de l'os, draîner les parties profondément atteintes.

Mais dans les variétés malignes de l'ostéomyélite aiguë, les deux moyens précédents sont encore insuffisants, à cause de la vaste étendue des parties atteintes et de la rapidité du développement. C'est entre l'amputation et la résection qu'il faut alors choisir.

Aujourd'hui les chirurgiens, comme Poncet, réservent « les » amputations pour les cas où un état général très mauvais » s'allie à un état local des plus graves : envahissement de » plusieurs os et de plusieurs articulations, décollement des » parties molles par des infiltrations purulentes qui tiennent » tout le segment du membre (1). »

Mais lorsque les lésions sont moins étendues, alors même qu'il existe des arthrites purulentes, il suffit d'ouvrir et de drainer largement les articulations, sans faire le sacrifice du membre. Cependant le danger d'infection purulente rendra bien rares les cas, où l'on pourra se contenter d'une intervention aussi restreinte.

Il reste une dernière ressource chirurgicale à employer. Si la suppuration est très abondante, si la diaphyse est dénudée sur une grande étendue et partant vouée à la nécrose, c'est à la résection ou ablation qu'il faut donner la préférence : et même, quand à cet état local se joint un état général grave, on a pratiqué ce qu'on a appelé la *résection hâtive précoce* de la diaphyse.

On peut ainsi chez les enfants, en supprimant un foyer excessivement dangereux d'infection, non seulement sauver les malades d'une mort certaine, mais aussi leur conserver un membre qui, si défectueux soit-il, est destiné à leur rendre encore des services. Ce résultat est obtenu par la résection sous-périostée.

Le professeur Ollier, dans son remarquable travail qui fait tant d'honneur à la chirurgie française, a montré la possibilité de la régénération osseuse par le périoste. Les nombreuses

---

(1) Traité de Chirurgie de Duplay et Reclus. Tome II, p. 674.

expériences physiologiques, heureusement confirmées par des observations cliniques du plus haut intérêt, ont résolu la question de la manière la plus satisfaisante et la plus complète.

En montrant exactement dans quelles conditions se faisait la régénération osseuse, il a encouragé les tentatives de conservation des membres malades, et déjà nos traités de chirurgie relatent des résultats obtenus dans la résection hâtive précoce des os longs : ces résultats sont, dans bien des cas, excellents.

Passant sous silence les faits de résection totale, comme celui de M. Polaillon (1), où l'ablation de l'humérus chez un adulte a permis, malgré le défaut de régénération osseuse, le fonctionnement du membre au moyen d'un appareil prothédique, nous arrivons immédiatement aux résections, pratiquées chez des enfants ou des jeunes gens, et suivies de restauration de la diaphyse.

On a pu non seulement supprimer toute la diaphyse, mais même une des épiphyses du tibia, et assister cependant, comme M. Poncet, à une nouvelle formation osseuse avec retour complet de la fonction du membre, malgré un léger raccourcissement. Mais pour obtenir un semblable résultat, il convient, pour chaque os, de respecter l'épiphyse qui a le rôle actif prépondérant dans l'accroissement en longueur : le résultat est supérieur dans les membres dont le squelette est formé de deux os, parce que le second os forme une attelle naturelle pendant la régénération et empêche l'action musculaire permanente de rétracter la gaîne périostée et par suite de raccourcir le membre.

Dans le cas que nous rapportons plus loin, la diaphyse humérale seule fut extraite, ce qui explique le raccourcissement peu considérable qui s'est produit. Il est, d'ailleurs, fort rare de voir, comme dans notre observation, l'ostéomyélite aiguë

---

(1) Ablation totale de l'humérus pour ostéomyélite. — *Bulletins de l'Académie de Médecine*, séance du 19 mars 1889.

s'attaquer avec autant de gravité à l'humérus : c'est ordinairement au tibia que s'adressent de préférence les formes malignes de cette affection, et quelles que soient les raisons invoquées jusqu'ici pour expliquer cette localisation spéciale, on n'en a pu donner une interprétation satisfaisante.

Les traités de chirurgie sont naturellement presque muets sur les résultats obtenus dans la résection humérale pour ostéomyélite aiguë. Aussi est-ce principalement dans la chirurgie d'armée que l'on trouve quelques données sur la régénération de l'humérus après résection.

L'observation la plus remarquable est celle de Langenbeck qui pratiqua la résection totale de cet os en plusieurs fois ; il s'agissait, dans l'espèce, d'une fracture par coup de feu. Dans ce cas, une colonne osseuse de 23 centim. s'est formée entre l'épaule et le coude, colonne d'os entièrement nouveau, équivalente aux trois quarts de la hauteur enlevée qui était de 33 centim. Cette longueur paraît, à M. Ollier, le maximum qu'on puisse espérer quand il n'est pas resté, dans la gaîne périostique, des esquilles longitudinales, faisant attelle et maintenant la longueur du membre.

Pour obtenir un membre utile après résection, il faut non seulement chercher la régénération osseuse, mais encore respecter les organes nécessaires à son bon fonctionnement : ceci s'applique surtout à l'humérus. La difficulté de la résection tient aux rapports étroits du nerf radial avec cet os : aussi M. Ollier, en fixant définitivement la question de la résection humérale, a-t-il tracé un procédé spécial qui permet la mise en sûreté préalable du nerf radial (1).

Il va chercher directement ce nerf pour l'écarter et le protéger : il commence une incision de 10 centimètres à la face externe du bras, à 5 centimètres au-dessus de l'épicondyle, pour la faire remonter dans la direction du bord interne de

____

(1) Traité des Résections. Tome II, Paris, 1888.

l'humérus. Le milieu de cette incision correspond au point où le nerf radial croise obliquement l'humérus et traverse la cloison intermusculaire externe. Il incise l'aponévrose du brachial antérieur et, en écartant les fibres du muscle, on aperçoit le nerf qui vient traverser la cloison. Il suffit dès lors de dégager le nerf sans le dénuder, après avoir sectionné l'aponévrose de la portion externe du triceps.

Dans ces conditions, on se met à l'abri de la paralysie radiale qui s'est produite dans plusieurs cas et notamment dans celui que rapporte Larghi. Dans le fait que nous avons observé à l'hôpital de la Charité et où il s'agit d'une résection précoce de l'humérus, pratiquée deux jours après la trépanation de l'os et des incisions multiples, le nerf radial fut dénudé et remis en place :

Ostéo-myélite aiguë totale des adolescents. — Résection sous-périostée de toute la diaphyse humérale. — Reproduction de l'os et conservation d'un membre utile (1).

X..., âgé de 16 ans, entre dans le service de M. Duret le 23 avril 1890. Il raconte que, le 12 avril, se trouvant à son travail il a reçu un coup violent au niveau de la partie moyenne et interne du bras droit. Le lendemain de cet accident il n'y avait pas d'ecchymose mais le bras était douloureux, gonflé, il fut obligé de suspendre son travail et de s'aliter ; perte d'appétit, fièvre ; un médecin est appelé et fait mettre un vésicatoire au niveau du coude. Les symptômes paraissent s'amender ; il se produit une légère détente qui fait patienter le malade jusqu'au 23 avril, alors les douleurs deviennent tellement vives qu'il se décide à venir à l'hôpital.

La température prise sous l'aisselle au moment de son arrivée s'élève à 40°7. Le lendemain matin 24, 40°. Le malade accuse de l'insomnie, sa parole est embarrassée, il a un aspect typhique prononcé, la langue est sèche et rôtie, il délire la nuit.

Le bras droit est fortement tuméfié, l'avant-bras aussi, mais un peu moins, la main ne l'est pas du tout. La tuméfaction du bras

---

(1) Observation recueillie par M. Monestié, externe du service.

s'accompagne de rougeur prononcée, d'un gonflement considéarble et de chaleur. D'ailleurs si le malade n'accuse pas de douleurs spontanées, à cause de l'état de stupeur dans lequel il est plongé, la pression même légère, provoque de vives douleurs particulièrement au niveau des cartilages épiphysaires inférieur et *surtout supérieur*. L'âge du sujet, la marche et l'étendue du phlegmon, les points douloureux et l'absence de cause suffisante dans le traumatisme pour expliquer l'existence d'un phlegmon font porter le diagnostic d'ostéomyélite aiguë des adolescents ; une intervention rationnelle vient confirmer d'ailleurs ce diagnostic.

Le 24 au matin, M. Duret fait un débridement très large à la partie supérieure et antérieure du bras de manière à arriver jusqu'à l'os sans blesser aucun organe important, particulièrement le nerf circonflexe. Il sort du pus en abondance, puis le doigt plongé dans la cavité purulente tombe sur l'os qui est absolument dénudé depuis l'épiphyse supérieure jusqu'au milieu du bras.

La cavité contourne l'os en dehors, en bas et en arrière. M. Duret fait une contre-ouverture à l'extrémité inférieure de la cavité, passe un drain, pansement à l'iodoforme.

Le lendemain 25, la fièvre tombe à peine à 39° ; un nouveau pansement est fait, la région est moins tuméfiée et moins douloureuse à la pression et la suppuration est peu abondante.

Malgré cela le soir la température remonte à 40°6, reste à 40° le 25 au matin, de même le 27 et le 28.

En présence de la persistance de la fièvre et de la gravité de l'état général, M. Duret porte le diagnostic de *panostéite* et se décide à intervenir de nouveau, et à réséquer tout ou partie de la diaphyse humérale.

Le maximum des lésions paraissant avoir pour siège le cartilage épiphysaire supérieur, M. Duret fait une incision verticale à la partie supérieure externe du bras, la prolonge en bas, trouve le périoste décollé et coupe l'humérus avec la scie à chaîne à sa partie moyenne pour voir si l'état de l'os à ce niveau ne permet pas une résection partielle.

Il sort du pus des deux sections du canal médullaire, ce qui décide M. Duret à une *résection totale* de la diaphyse.

Avec le ciseau et le mail' t il sépare la diaphyse de l'épiphyse supérieur, un seul coup suffit ; par ce procédé, l'articulation qui paraît saine, n'est pas ouverte.

Pour détacher la diaphyse à sa partie inférieure, l'incision est continuée jusqu'à l'articulation du coude, le périoste de l'os est facilement séparé, puis la diaphyse de l'épiphyse de la même manière qu'à la partie supérieure, mais avec un peu plus de peine ; l'articulation du coude est laissée intacte. M. Duret procède alors à la ligature des artères coupées, puis remet en place en le fixant légèrement aux muscles le nerf cubital qui a été dénudé au niveau du tiers inférieur du bras, place deux drains, l'un à la même place que le premier et l'autre le long de l'humérus, bourre de gaze iodoformée la cavité laissée par l'os enlevé et suture la peau au crin de Florence.

On fait ensuite un pansement ordinaire et le membre est placé dans une gouttière plâtrée.

Examen de la diaphyse. — La surface qui correspond au cartilage juxta-épiphysaire supérieur présente une partie large comme une pièce d'un franc, érodée et couverte de pus, et un autre point circulaire de deux millimètres.

L'os divisé par une coupe longitudinale, présente les caractères suivants :

A l'extrémité de la diaphyse, dans toute la partie où le canal médullaire est remplacé par du tissu spongieux, on trouve du pus remplissant les alvéoles.

Le canal médullaire est lui-même rempli de pus et des restes de la moelle plus ou moins détruite, de sorte que sa coloration est tantôt rouge, tantôt blanchâtre, ses lésions s'étendent jusqu'à l'extrémité inférieure où l'on aperçoit un peu de pus au niveau de la surface juxta-épiphysaire.

Il résulte de cet examen que les lésions ont commencé au niveau du cartilage de conjugaison supérieur, se sont étendues jusqu'à l'inférieur : c'est bien une *panostéite*, contre laquelle une simple trépanation eut été impuissante.

Puisqu'on a enlevé toutes les causes d'infection, toutes les parties malades, et que le sujet est en état de réparer son traumatisme, on a tout lieu d'espérer que la suppuration va être tarie et que la plaie se cicatrisera parfaitement bien. De plus, ce qui nous paraît capital au point de vue fonctionnel, le périoste ayant été conservé intact et le sujet étant à peine âgé de 16 ans, l'os va se réformer, de sorte que si le malade n'a pas un bras aussi solide qu'un bras normal, il pourra toutefois s'en servir utilement.

L'événement justifia ces prévisions : la cavité du périoste cessa bientôt de suppurer ; on eut soin de toujours remplir de gaze iodoformée le caual périostique, afin de lui conserver sa forme.

Le résultat immédiat fut excellent : car les effets généraux graves de la *panostéite diffuse* disparurent aussitôt ; la fièvre tomba à 38°5 et bientôt à 38°.

Au bout de trois semaines, un mois, on put déjà constater l'épaisissement et le durcissement du périoste, indices certains d'une régénération de l'os.

Onze mois après l'opération, la situation est la suivante : l'humérus régénéré est tout à fait solide, à peu près régulier, à peu près aussi volumineux que celui du côté opposé ; la diminution de longueur est à peine de deux centimètres. Au point de vue de la reproduction de l'os et de la conservation du membre, le résultat est parfait. L'élévation et les mouvements du bras se font avec force, et l'atrophie musculaire qui persiste encore sera améliorée par le traitement électrique. Le seul point encore défectueux réside dans la difficulté de l'extension de la main sur le poignet : cela est dû peut-être à un état de névrite du nerf cubital, qui a été dénudé pendant l'opération, et aussi à l'appareil plâtré qui a maintenu la main en flexion. Toutefois, il est probable que le massage, les mouvements sous le chloroforme, l'électrisation, rendront à la main les mouvements d'extension. Les autres mouvements de préhension, de flexion, d'opposition, sont d'ailleurs suffisants.

Ce cas est particulièrement intéressant par la disparition rapide des accidents généraux qui menaçaient la vie du malade et par la vitesse avec laquelle s'est produite la régénération osseuse complète. Les débridements multiples n'avaient procuré aucune amélioration dans l'état grave du sujet : la trépanation n'eut été qu'un palliatif insuffisant, vu la longueur de l'os malade, et n'aurait pu amener la guérison puisque les abcès occupaient toute la cavité médullaire et le tissu spongieux de l'humérus et circonscrivaient à peu près complètement la diaphyse en en décollant totalement le périoste. L'amputation du bras ou la désarticulation de l'épaule aurait semblé, il y a quelques années, la seule intervention possible et la ressource ultime dans un cas de cette importance.

Grâce à l'antisepsie, il n'était pourtant pas téméraire d'espérer un bon résultat d'une opération moins radicale : l'événement a confirmé l'espoir que l'on avait fondé sur la résection et montré combien la chirurgie conservatrice est rationnelle et quels succès elle réserve encore. Le résultat déjà remarquable serait complet, n'était la paralysie radiale. En attendant l'amélioration de cette affection, l'opéré peut se servir de son membre même pour des travaux légers : c'est ainsi qu'il est à même d'écrire d'une façon satisfaisante.

Le succès obtenu dans ce cas, ne peut qu'encourager de nouvelles tentatives. La résection sous-périostée de la diaphyse semble désormais indiquée dans tous les cas d'ostéomyélite aiguë où les interventions moins actives seront insuffisantes : une lésion d'une épiphyse ne serait même pas une raison valable pour la repousser, puisque Poncet a obtenu un bon résultat en supprimant l'extrémité inférieure du tibia. La résection ou l'ablation totale de *la diaphyse humérale* est un fait bien plus rare : et à cause de cela, notre observation méritait d'être conservée à la science.

Lille Imp. L. Danel.

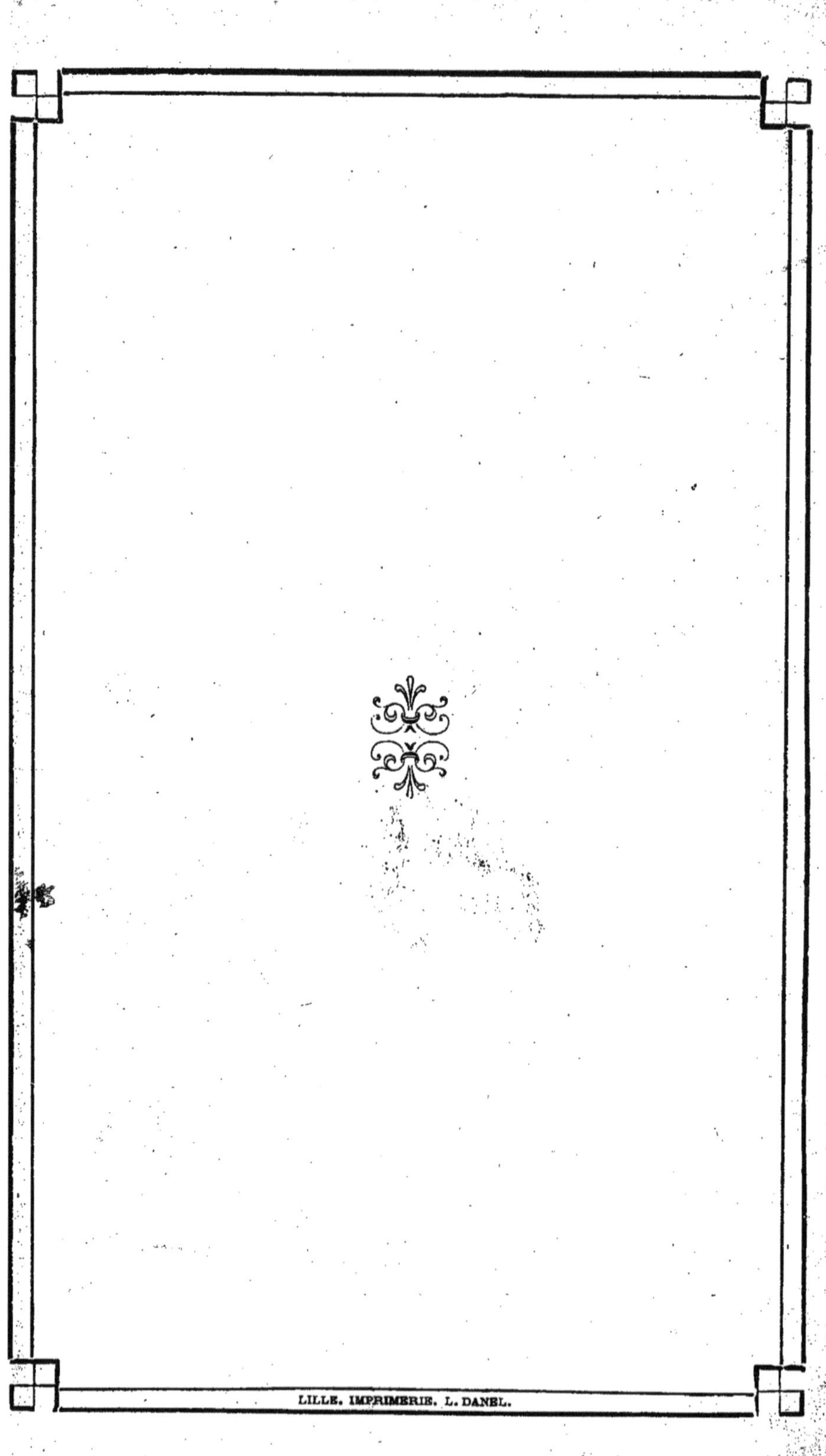

LILLE. IMPRIMERIE. L. DANEL.

www.ingramcontent.com/pod-product-compliance
Ingram Content Group UK Ltd.
Pitfield, Milton Keynes, MK11 3LW, UK
UKHW021357100726
13657UKWH00006B/2455